BEI GRIN MACHT SICH IHR
WISSEN BEZAHLT

- Wir veröffentlichen Ihre Hausarbeit,
  Bachelor- und Masterarbeit

- Ihr eigenes eBook und Buch -
  weltweit in allen wichtigen Shops

- Verdienen Sie an jedem Verkauf

Jetzt bei www.GRIN.com hochladen
und kostenlos publizieren

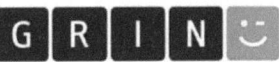

Bibliografische Information der Deutschen Nationalbibliothek:

Die Deutsche Bibliothek verzeichnet diese Publikation in der Deutschen National-
bibliografie; detaillierte bibliografische Daten sind im Internet über http://dnb.d-
nb.de/ abrufbar.

Impressum:

Copyright © 2016 GRIN Verlag, Open Publishing GmbH
Druck und Bindung: Books on Demand GmbH, Norderstedt Germany
ISBN: 9783668429918

Dieses Buch bei GRIN:

http://www.grin.com/de/e-book/356545/praxisbericht-ergotherapie-im-fachbereich-
psychiatrie-fallbeispiel-schizophrenie

Stefan Wolff

Praxisbericht Ergotherapie im Fachbereich Psychiatrie. Fallbeispiel Schizophrenie

GRIN Verlag

GRIN - Your knowledge has value

Der GRIN Verlag publiziert seit 1998 wissenschaftliche Arbeiten von Studenten, Hochschullehrern und anderen Akademikern als eBook und gedrucktes Buch. Die Verlagswebsite www.grin.com ist die ideale Plattform zur Veröffentlichung von Hausarbeiten, Abschlussarbeiten, wissenschaftlichen Aufsätzen, Dissertationen und Fachbüchern.

Besuchen Sie uns im Internet:

http://www.grin.com/

http://www.facebook.com/grincom

http://www.twitter.com/grin_com

Schriftlicher Bericht
im Fachbereich Psychiatrie

Große Sichtstunde

Inhaltsverzeichnis

1. Beschreibung des Krankheitsbildes

Definition: Schizophrenie ist eine psychische Störung, die das Handeln, Denken und Fühlen stark beeinflusst. Das Erleben des Betroffenen ist mit der „Realität" nicht mehr in Einklang zu bringen. Den Realitätsverlust bezeichnet man auch als Psychose. Unterschieden wird zwischen einer akuten und chronischen Krankheitsphase.[1] Die paranoide halluzinatorische Schizophrenie ist durch Wahninhalte (meist Paranoia oder Größenwahn), Halluzinationen (v.a. akustisch) und Ich-Störungen (das eigene Ich wird beispielsweise als fremd wahrgenommen) geprägt. Bei der Schizophrenie wird zwischen folgende Subtypisierung unterschieden.[2]

- Paranoide Schizophrenie (F 20.0)
- Hebephrene Schizophrenie (F 20.1)
- Schizophrenia simplex (F 20.6)
- Katatone Schizophrenie (F 20.2)
- Postschizophrene Depression (F 20.4)

Ursachen: Am Wahrscheinlichsten ist eine multifaktorielle Genese der Erkrankung. Zum einen spielen genetische Faktoren bei der Entstehung einer Schizophrenie eine entscheidende Rolle. Zum anderen können auch zerebrale Schädigungen, neurologische Ursachen, emotionale Erlebnisse, wie z.B. der Tod eines Familienmitgliedes, oder auch Umwelteinflüsse eine Rolle spielen. Alle diese Faktoren bilden die Basis einer Disposition für diese Erkrankung.[3]

Epidemiologie: Die Lebenszeitprävalenz beträgt 2-3% und die Inzidenz liegt bei 1:1.000 weltweit. Festzuhalten ist das Männer und Frauen gleichermaßen erkranken. Allerdings erkranken Männer zwischen dem 15 und 25 Lebensjahr und Frauen erst zwischen dem 25 und 35 Lebensjahr.[4]

Risikofaktoren: Es gibt einige Faktoren, die die Entstehung einer Schizophrenie begünstigen. So nimmt beispielsweise das Erkrankungsrisiko mit wachsendem betroffenem Verwandtschaftsgrad zu. Verwandte ersten Grades erkranken demnach mit 10% Wahrscheinlichkeit. Bei eineiigen Zwillingen beträgt das Risiko dagegen 50%. Außerdem geht man davon aus, dass Schädigungen während der Schwangerschaft, z.B. durch Minderdurchblutung oder strukturelle Verletzungen des Gehirns, einen späteren Ausbruch der Krankheit begünstigen. Neben den genannten genetischen und biologischen Faktoren bestehen außerdem

---

[1] Vgl. Sanden, 2016, S. 27.
[2] Vgl. Geißner et al. 2004, S. 41 f.
[3] Vgl. Gastpar, Kasper, Linden. 2003, S. 104.
[4] Vgl. Gastpar, Kasper, Linden. 2003, S. 180 ff.

psychosoziale Faktoren. So kann eine psychosoziale Überstimulation, beispielsweise emotionale Anspannung oder auch beruflicher Stress, zum Ausbruch der Erkrankung führen. Eine ungünstige Familienatmosphäre erhöht das Entstehungsrisiko einer Schizophrenie. Gekennzeichnet sind solche Familien durch einen hohen Stresslevel unter den Familienmitgliedern. Auch der Konsum von illegalen Drogen, wie bspw. Kokain, LSD, das in bestimmten Pilzen enthaltende Psilcybin und insbesondere auch Cannabisprodukte (Haschisch Marihuana), kann eine Schizophrenie auslösen oder zu einer Wiedererkrankung führen. Viele Erkrankte sind den unteren sozialen Schichten zuzuordnen. Auch wenn dies meist nicht der alleinige Aspekt ist um diese Erkrankung zum Ausbruch zu bringen.[5]

Mögliche Symptome auf Ebene der Körperfunktionen (ICF): Grundsätzlich wird bei der Schizophrenie zwischen einer Positivsymptomatik und einer Negativsymptomatik unterschieden. Die Positivsymptomatik kennzeichnet sich durch:

- Halluzinationen (Sinneswahrnehmung ohne äußere Reizquellen; akustische Halluzinationen, z.B. Stimmenhören; optische Halluzinationen, z.B. Gestalten oder Personen sehen; olfaktorische/gustatorische Halluzinationen, z.B. der Geruch nach Gas oder ein komischer Geschmack im Mund Zönästhesien, z.B. das Gefühl von Parasiten unter der Haut).[6]

- Wahn, bei mehr als 90% der schizophrenen Klienten liegt eine Art des Wahns vor (Unkorrigierbare Überzeugung von etwas objektiv Falschem oder tatsächlich Erlebtes oder Gesehenes wird vom Klienten wahnhaft umgedeutet).[7]

- Formale Denkstörung (z.B. Wortneuschöpfungen oder Zerfahrenheit der Gedanken).[8]

- Ich-Störungen (das eigene Ich wird als Fremd empfunden, die Umgebung erscheint als fremdartig und unwirklich oder die eigenen Gedanken können von anderen Menschen gehört werden).[9]

- Affektive Störungen: der Affekt kann gehoben sein: läppische Gestimmtheit; lauter, enthemmter, rücksichtsloser Klient. . Es kann ein inadäquater Affekt (Stimmungslage passt nicht mit der entsprechenden Situation überein) oder eine Instabilität der Stimmungslage (Affektlabilität) bestehen. Weiterhin kann es zu Ambivalenz/ Ambitendedenz (das Nebeneinander von verschiedenen Gefühlsregungen bzw. Treiben), sowie Angst, eventuell verbunden mit sozialem Rückzug, Aggressionen oder Eigen/Fremdgefährdung kommen.[10]

---

[5] Vgl. Lincoln. 2014, S. 31 ff.
[6] Vgl. Deister, Laux, Möller. 2005, S. 142.
[7] Vgl. Volz, Wunn. 2012, S. 31.
[8] Vgl. Volz, Wunn. 2012, S. 31.
[9] Vgl. Deister, Laux, Möller. 2005, S. 143.
[10] Vgl. Volz, Wunn. 2012, S. 30.

- Eine weitern Symptomatik ist die Störung der Psychomotorik. Bei der Katatonie steht eine Störung der Psychomotorik im Vordergrund. Man unterscheidet den katatonen Stupor mit vorherrschender Minussymptomatik, bei dem der Klient bei vollem Bewusstsein wie eine Statue erstarrt und unfähig ist sich zu bewegen, und dem vom katatonen Erregungszustand mit vegetativer Plussymptomatik. Die Dauer der einzelnen Krankheitsperioden beträgt Tage bis Monate.[11]

Die negative Symptomatik ist gekennzeichnet durch Gefühlsverarmung/Affektverflachung (Gleichgültigkeit, Interessenlosigkeit, Gefühlsleere), Anhedonie (sozialer Rückzug, Unfähigkeit Freunde zu empfinden), Aufmerksamkeitsstörung und Alogie (Sprachverarmung).[12]

Auswirkungen auf Ebene von Aktivität und Teilhabe (ICF): Insbesondere bei chronisch fortschreitenden Verläufen kann, trotz intensiven Bemühens und therapeutischer Begleitung, das vor der Erkrankung bestehende Gesundheitsniveau nicht mehr erreicht werden bzw. der Gesundheitszustand bleibt deutlich unter dem vor der Erkrankung.. Die Betroffenen weisen in einigen Lebensbereichen mehr oder weniger deutliche Einschränkungen auf, die ihre Lebensqualität beeinträchtigen. Beeinträchtigungen im Bereich des kommunikativen Verhaltens und sozialer Kompetenz können auftreten Daraus ergibt sich, dass ein großer Teil an Schizophrenie erkrankter Menschen- in der Regel mehr Männer als Frauen - weder verheiratet noch zu einer stabilen Partnerschaft in der Lage sind. Auch bei fachgerechter Therapie reduziert sich die Chance auf eine qualifizierte schulische und berufliche Laufbahn durch eine eingeschränkte Leistungsfähigkeit aufgrund von persistierenden psychotischen Symptomen, kognitiven Beeinträchtigungen, Gefühlsverarmung und sozialem Rückzug. Folglich ist nur für den kleineren Teil der an Schizophrenie Erkrankten eine Erwerbstätigkeit auf dem ersten Arbeitsmarkt möglich. Ein nicht unerheblicher Teil der Betroffenen ist dagegen erwerbsunfähig und auf öffentliche Unterstützung angewiesen. Betroffene Personen werden aufgrund ihrer Erkrankung in der Öffentlichkeit, den Medien, durch Familienangehörige und Freunde, durch Unwissenheit über die Krankheit, häufig stigmatisiert und diskriminiert. Hieraus folgen soziale Benachteiligung und Ausgrenzung, im gesellschaftlichen wie im beruflichen Lebensumfeld/Kontext/Bereich, und in letzter Konsequenz die Vereinsamung.[13]

Therapeutische Möglichkeiten: Aufgrund der Komplexität der Erkrankung wird eine mehrdimensionale Therapie empfohlen. Sie verbindet pharmakologische, sowie sozio- und psychotherapeutische Inhalte miteinander. In der akuten Phase der Erkrankung wird vordergründig pharmakologisch interveniert. Der Einsatz von Neuroleptika zeigt sowohl bei der akuten Behandlung als auch bei der Rezidivprohylaxe gute Ergebnisse. Je stärker die ak-

---

[11] Vgl. Volz, Wunn. 2012. S. 31.
[12] Vgl. Kapfhammer, Laux, Möller. 2011. S. 233.
[13] Vgl. Robert Koch-Institut (Hrsg.). 2010. S. 18 f.

tupsychotischen Symptome in den Hintergrund treten, desto mehr greifen sozio- und psycho-therapeutische Interventionen. Die Psychotherapie versteht sich bei Schizophrenie erkrank-ten Menschen als begleitende Maßnahme. Die Soziotherapie soll soziale Fähigkeiten ver-bessern und trainieren. Sie kann dabei helfen verlorengegangene Fähig -und Fertigkeiten wiederzuerlangen und den Alltag unter Rücksichtnahme der Erkrankung zu gestalten. Be-sonders relevant sind dabei die Ergo und Arbeitstherapie.[14]

Definition Abhängigkeitssyndrom (F13.2): Unter dem Abhängigkeitssyndrom versteht man eine Gruppe von verhaltens-, kognitiven -und körperlichen Phänomenen, die sich nach wie-derholtem Substanzgebrauch entwickeln. Typischerweise besteht eine starker Wunsch die Substanz ein zu nehmen, Schwierigkeiten den Konsum zu kontrollieren, und anhaltender Substanzgebrauch trotz schädlicher Folgen.[15]

---

[14] Vgl. Aldenhoff. 2007, S. 102 ff.
[15] Vgl. Internet: DIMDI Deutsches Institut für Medizinische Dokumentation und Information. 2016.

2.   Daten des Klienten

Name: Herr Bauer

Alter: 37 Jahre

Familienstand: Herr Bauer ist nicht verheiratet und hat keine Kinder.

Er hat seit 2015 eine feste Partnerschaft.

Diagnose: Paranoide halluzinatorische Schizophrenie (F20.0). Psychische Verhaltensstörung durch Sedativa oder Hypnotika: Abhängigkeitssyndrom (F13.2).

Ergotherapie seit, Frequenz, Dauer der Behandlung: Herr Bauer besucht seit Mai 2007 regelmäßig an fünf Tagen in der Woche die Tagesstruktur. Zu dem Angebot der Tagesstruktur zählen Bewegungsangebote, Produktions- und Klientenzentrierte Stunden, sowie kognitionsstützende Angebote. Jedes Therapieangebot dauert ca. eine Zeitstunde.

Vorstellungsgrund mit Alltagsbezug: Herr Bauer ist aufgrund seiner Erkrankung nicht in der Lage seinen Alltag alleine zu organisieren und zu strukturieren. Er zeigt besonders starke Einschränkungen in den Betätigungsbereichen der Selbständigkeit und des eigenverantwortlichen Handelns. Ohne die vorgegebenen Strukturen der Tagesstruktur und des Stationär betreuten Wohnens bestünde die Gefahr, dass Herr Bauer wieder stärker in sein bestehendes Abhängigkeitssyndrom verfallen und sich seine paranoide halluzinatorische Schizophrenie verstärken würde.

Aktuelle Lebenssituation: Herr Bauer lebt im Wohnheims eines Vereins der sich die Förderung von chronisch psychisch erkrankten Menschen zum Auftrag gemacht hat.

Soziale Anamnese (Laut Akte und Gesprächen mit dem Klienten): Herr Bauer sei geboren und aufgewachsen in einer Großstadt in NRW, in der er heute auch lebe. Gemeinsam mit seinen zwei Schwestern sei Herr Bauer bei seiner Mutter und seinem Vater aufgewachsen. Sowohl die Beziehung zu seinem Vater als auch zu seiner Mutter sei sehr harmonisch gewesen. Auch zu seinen Schwestern habe er in seiner Kindheit eine gute Beziehung gehabt. Seine Mutter sei Grundschullehrerin gewesen und sein Vater Automobilkaufmann. 2007 sei, sein Vater plötzlich verstorben. Die finanzielle Situation der Familie sei immer gut gewesen. Herr Bauer habe die eine Realschule besucht. Der Klient berichtet selbst, dass er in seiner Jugend viele Freunde gehabt habe, und mit diesen immer Drogen konsumiert habe. Im Mai 2006 sei er auf Anraten seines gesetzlichen Betreuers in ein Wohnheim gezogen in dem er heute auch lebe. Aus der Akte geht hervor dass Herr Bauer aktuell keinen Kontakt mehr zu seinen Geschwistern habe.

Medizinische Anamnese (Laut Akte): Herr Bauer wurde 1999 erstmalig eine psychische Erkrankung (Paranoide Schizophrenie) diagnostiziert. Seitdem war er mehrmals in stationärer Behandlung. Sein erster Klinikaufenthalt erfolgte 2003 aufgrund eines Suizidversuchs durch einen Pulsaderschnitt. 2006 wurde er aufgrund einer akuten Psychose einer Medikamentenintoxikation eingewiesen. 2007 erfolgte ein Klinikaufenthalt aufgrund von Schwindel, Gangunsicherheiten, Störungen der Feinmotorik und vermehrtem Speichelfluss. Aufgrund des Suizidversuches musste Herr Bauer 2013 eine Operation an der linken Hand durchführen lassen, da er sich die Beugesehen durchtrennt hatte. Seit diesem Vorfall zeigen sich Auffälligkeiten bei den Griffmodalitäten wie z.B. dem Faustschluss. Er beschreibt Sensibilitätsstörungen in der Handinnenfläche. Zudem leidet er unter einem Halte -und Intensionstremor.

Schulische/Berufliche Anamnese: Herr Bauer besuchte die Grundschule und schloss die Realschule mit der Fachoberschulreife ab. Anschließend begann er eine Ausbildung zum Tischler, musste diese aber aufgrund seiner Erkrankung abbrechen.

3. Ergotherapeutischer Befund

3.1 Ersteindruck

Ich lernte Herrn Bauer an meinem ersten Praktikumstag kennen. Er nahm an der Produktionsstunde teil, in der ich hospitierte. Zunächst vermied Herr Bauer den Blickkontakt mit mir und wirkte sehr distanziert. Er starrte auf den Boden und seine Körperhaltung war leicht zusammengesunken. Er wartet auf erneute Arbeitsanweisungen meines Anleiters. Im Verlauf der Produktionsstunde bemerkte ich, dass Herr Bauer schon viele Erfahrungen bei der Arbeit mit Holz gesammelt haben musste, da er bei vielen Arbeitsschritten sehr selbständig war. Außerdem brachte er eigene Ideen mit in den Arbeitsprozess ein. Schnell fiel mir auf, dass Herr Bauer aufgrund seines Tremors in der linken Hand bei bestimmten Handlungen, wie beispielsweise beim Anzeichnen oder Leimen, Hilfe von meinem Anleiter einforderte.

3.2 Äußeres Erscheinungsbild

Herr Bauer ist ca. 178 cm groß und wiegt ca. 80 kg. Er trägt eine Kurzhaarfrisur. Sein Haar ist braungrau. Der Klient besitzt ein mitteleuropäisches Aussehen. Seine Hautfarbe ist auffallend blass und unter seinen Augen befinden sich meist dunkle Schattierungen. Häufig trägt er eine weiße Arbeitshose, an dessen rechte Seite eine Kette zu sehen ist, an der sein Portemonnaie befestigt ist. Seinen Oberkörper bekleidet er meist mit einer hellblauen Sportjacke. In der Öffentlichkeit zieht er die Kapuze seiner Jacke über seinen Kopf. An seinen Handgelenken befinden sich silberfarbene Armbänder und eine Uhr.

3.3 Personenbezogene Faktoren

Herr Bauer beschäftigt sich in seiner Freizeit mit Modellbau und nutzt auch die Klientenzentrierten Stunden der Tagesstruktur dafür. Außerdem beschäftigt er sich in seiner Freizeit mit dem Computer oder schaut sich Filme an. Laut eigener Aussage ist seine Mutter für ihn die wichtigste Bezugsperson. Er legt großen Wert darauf seine Mutter und seine Freundin regelmäßig zu besuchen.

3.4 Volition (Betätigungsmotivation)

3.4.1 Selbstbild

- Selbstwahrnehmung

Herr Bauer ist einerseits zu sich selbst voll orientiert und konnte in der sozialen Anamnese gezielte Angaben zu seiner Person machen.

- Selbsteinschätzung

Herr Bauer besitzt keine realistische Selbsteinschätzung. Zum einen Überschätzt er seine Fähigkeiten. Er beschäftigt sich Beispielsweise in der Klientenzentrierten Stunde mit einem hoch komplexen Modellbau Schiff welches er allerdings nicht in der Lage ist alleine zu bauen. Er benötigt dabei immer Hilfestellung durch den Therapeuten. Aus Gesprächen mit den Therapeuten der Tagesstruktur geht hervor dass die Selbsteinschätzung von Herr Bauer nicht mit der Fremdeinschätzung der Therapeuten übereinstimmt.

- Selbstvertrauen

Herr Bauer besitzt ein überzogenes Selbstvertrauen bei Handlungen die ihm bekannt sind. Aufgaben wie beispielsweise eine Holzkiste für den Gebrauch der Tagesstruktur herzustellen nimmt er bereitwillig an. Eigene Bedürfnisse kann er äußern, so bittet er regelmäßig nach ca. 30 Minuten um eine Zigarettenpause. Teilweise ist sein Selbstvertrauen so stark ausgeprägt, dass er sich durch Aussagen wie Beispielsweise „ Ich koche alleine, weil die anderen nicht gut darin sind" von den anderen Teilnehmern abgrenzen möchte.

3.4.2 Werte
- Rücksicht/Toleranz

Herr Bauer nimmt wenig Rücksicht auf andere Teilnehmer der Tagesstruktur. Er bereitet beispielsweise seinen Arbeitsplatz so großzügig aus, dass andere Teilnehmer nur noch wenig Platz am Tisch finden. Nur durch Erinnerung des Therapeuten nimmt er diese Situation wahr und verkleinert seinen Arbeitsplatz. Herr Bauer fällt es schwer Rücksicht zu nehmen. Beispielsweise, klopft er unruhig mit den Fingern auf den Tisch als ich selbst einen Arbeitsschritt ausprobieren muss um ihn besser Anleiten zu können.

- Verantwortung

Herr Bauer übernimmt kaum Verantwortung. Im Holzbereich bittet er beim Leimen einer Krippe den Anleiter um Hilfe. Beim Leimen wird ein hohes Maß an Genauigkeit gefordert, damit die einzelnen Holzstücke exakt zusammen geleimt werden. Auch beim Sägen von Holz für eine Kiste gibt er die Verantwortung ab und bittet seinen Anleiter diese Aufgabe für ihn zu übernehmen. Beim Lasieren einer Holzkiste wird deutlich, dass Herr Bauer nicht sorgfältig arbeitet, da die Lasur von ihm nicht gleichmäßig aufgetragen wird und sich dadurch Unregelmäßigkeiten in der Farbgebung ergeben. Nach dem Arbeitsprozess räumt er seinen Arbeitsplatz nicht sorgfältig auf. Erst nachdem der Therapeut ihn ermahnt räumt er sorgfältig auf und fegt z.B. den Boden. Aus der Dokumentation geht hervor, dass er Aufgaben die ihm im Wohnheim zugeteilt werden wie den Küchendienst nicht Ordnungsgemäß genug erledigt. Er muss häufig von Mitarbeitern der Einrichtung ermahnt werden gründlicher zu Putzen.

3.4.3 Interessen

- Motivation

Herr Bauers Motivation ist wechselhaft. Seine Leistungsbereitschaft für eine Handlung hängt von seiner intrinsischen Motivation ab Er äußert selbst, dass er sehr gerne mit Holz arbeitet. In diesem Bereich ist seine intrinsische Motivation höher. als beispielsweise auf dem Acker der Tagesstruktur zu arbeiten. Auffallend ist, dass während er eine Holzkiste für die Tagesstruktur baut, er häufig auf neue Anweisungen des Anleiters wartet, und viele Arbeitsschritte sehr schnell und ungenau macht. Er benötigt hierbei viel extrinsische Motivation um die Kiste zügig und ordentlich fertig zu stellen. In der Klientenzentrierten Stunde baut er für den eigenen Gebrauch eine Kiste und arbeitet selbständig und eigenverantwortlich. Beispielsweise schleift er hier gründlich. So reagiert er provozierend als er eine Garderobe von der Tagesstruktur vom Stoff befreien soll. Er äußert dies mit dem Satz „ Was für eine scheiß Arbeit" und unterbricht die Handlung häufig.

Freizeit

Laut eigener Aussage verbringt Herr Bauer seine Freizeit damit im Bett zu liegen, Computer zu spielen oder Filme zu schauen. Er bestätigt im Gespräch, dass er mit dieser Situation sehr zufrieden ist und dass er sich so am besten erhole.

- Arbeit / Schule / Ehrenamtliche Tätigkeiten

Herr Bauer arbeitet zurzeit nicht. Laut Akte hat Herr Bauer auch nie gearbeitet oder ist einer Ehrenamtlichen Tätigkeit nachgegangen

3.5 Habituation

3.5.1 Gewohnheiten

- Antrieb

Aufgrund seiner Erkrankung leidet Herr Bauer an einem verminderten Antrieb. Im Gespräch wird deutlich, dass Herr Bauer Schwierigkeiten damit hat morgens rechtzeitig aufzustehen. Außerdem verbringt er laut eigener Aussage das Wochenende meist im Bett und steht kaum auf. Beim Freizeitsport der Tagesstruktur spielt er Boule was wenig körperliche Aktivität fordert. Um aufgetragene Aufgaben im Wohnheim zu erledigen, muss Herr Bauer von den Therapeuten aufgefordert werden.

- Hausarbeiten erledigen

Herr Bauer benötigt Hilfestellung bei der Durchführung von Haushaltsaufgaben. So muss er häufig aufgefordert werden seine Wäsche zu waschen oder sein Zimmer sauber zu halten.

- Sich selbst versorgen

Herr Bauer gelingt es sich selbst eine Mahlzeit zuzubereiten. Er beschränkt sich hierbei auf Fertigprodukte, wie beispielsweise eine Tiefkühlpizza. Im Gespräch wird deutlich, dass dies aber völlig ausreichend und zufriedenstellend für den Klienten ist. Herr Bauer gelingt es in den nahegelegenen Supermarkt einkaufen zu gehen. Allerdings fährt er nicht alleine mit öffentlichen Verkehrsmitteln, da er unter einem Verfolgungswahn leidet.

3.5.2 Rollen

- Auf sich selbst achten

Herr Bauer achtet nicht auf seine Gesundheit. So ernährt er sich wie schon beschrieben überwiegend von Fertigprodukten und legt laut eigener Aussage auch keinen Wert auf gesunde Ernährung. Bei Herrn Bauer besteht ein großes Suchtverhalten. Er unterbricht jede Produktionsstunde um eine Zigarette zu rauchen.

- Rollen ausfüllen

Aus der Akte geht hervor, dass Herr Bauer die Rolle als Bewohner im Wohnheim nur bedingt ausfüllt. Im Gespräch mit Herr Bauer geht hervor, dass er sich aus sämtlichen gemeinsamen Freizeitaktivitäten herauszieht und kaum Kontakt zu den anderen Bewohnern sucht. Die Rolle des Sohnes führt er durch regelmäßige Anrufe und Besuche bei der Mutter aus. Den Kontakt zu seiner Freundin pflegt Herr Bauer in dem er die gemeinsamen Pausen mit ihr verbringt oder mit ihr Telefoniert. Er führt dementsprechend die Rolle als fester Partner einer Frau aus. In den Produktionsstunden ist auffallend das Herr Bauer die Rolle des erkrankten und Hilfsbedürftigen Menschen verinnerlicht hat. So bittet er häufig um Hilfestellung wenn es z.B darum geht Einmalhandschuhe anzuziehen. Herr Bauers Rollenverständniss in Bezug auf Frauen ist aufgrund seiner Sozialisation geprägt. Seine Mutter hat ihm nie Grenzen gesetzt und alles für ihn gemacht. Daher fällt es ihm schwer von Frauen Arbeitsaufträge und Verbesserungsvorschläge anzunehmen. Er bittet beispielsweise eher den männlichen Therapeuten um Hilfestellung als eine weibliche Kollegin. Es ist auffallend, dass Herr Bauer den Therapeuten gegenüber eine ganz bestimmte Rollenerwartung hat. Er erwartet, dass der Therapeut ihm in jeder Handlung eine korrekte und sichere Antwort geben kann. So kann er mit Unsicherheiten des Therapeuten nicht gut umgehen. Beispielsweise sagt er mir gegenüber „Sie müssen das doch wissen".

3.6 Performanzvermögen (Betätigungsfertigkeiten)

3.6.1 Motorische Fähigkeiten

- Psychomotorik

Herr Bauer besitzt eine auffallende Körperhaltung. Beim regelmäßigen Walkingangebot der Tagesstruktur fällt auf, dass er einen schleifenden Gang besitzt und seine Schuhe mit leisem Geräusch über den Boden zieht. Bei Herr Bauer ist Motorische Unruhe zu beobachten da er in seiner Pause, beim Sitzen mit einem Bein leicht wippt. Seine Körperhaltung ist auffallend hypoton. So sind seine Schultern und sein Rücken leicht nach vorne gewölbt. Aufgrund seines Tremors in der linken Hand ist seine Feinmotorik eingeschränkt. Er muss beim Auftragen von Leim Kompensationsstrategien anwenden und seine Hand leicht aufstützen um den Tremor zu verringern und den Leim auf das Holz aufzutragen.

- Wahrnehmung

Aufgrund seines Suizidversuches und der daraus resultierenden Operation an der linken Hand weißt Herr Bauer laut Akte Sensibilitätsstörungen in der Handinnenfläche der betroffenen Hand auf.

3.6.2 Prozesshafte Fähigkeiten

- Emotionale Funktionen

Bei Herr Bauer sind Inadäquate emotionale/affektive Reaktionen auf bestimmte Situationen zu beobachten. Beispielsweise reagiert er auf Lob und Anerkennung des Anleiters nur mit einem Schulterzucken. Auch als Herr Bauer selbst davon berichtet, dass er den Besuch bei seiner Mutter gestrichen bekommen hat, wirkt er emotionslos. Seine Körperhaltung und sein Gesichtsausdruck bleiben unverändert obwohl er schon berichtet hatte wie wichtig ihm diese Besuche sind.

- Orientierung

Herr Bauer zeigte in der Walkinggruppe der Tagesstruktur, dass er örtlich voll orientiert ist. Nach Aufforderung konnte er den Teilnehmern der Gruppe den Weg zeigen und fand diesen selbständig zurück. Im Anamnesegespräch könnte Herr Bauer genaue Angaben zu seiner Person machen. Er gab sein Geburtsdatum und sein Alter korrekt an. Auch die Räumlichkeiten der Tagesstruktur kann er gut beschreiben, und weiß zuverlässig in welchen Räumlichkeiten die entsprechenden Angebote stattfinden. Zeitlich ist Herr Bauer ebenfalls gut orientiert. Dies zeigt sich darin, dass er nach nachfrage genau angeben kann wie lange die Therapieeinheit dauert, wann sie Beginnt und Endet.

- Aufmerksamkeit

Herr Bauer weißt keine Einschränkungen im Bereich der Daueraufmerksamkeit auf. Dies zeigt sich in den Produktionsstunden der Tagesstruktur. Er arbeitet 30 Minuten lang ohne

Unterbrechungen an seinem Arbeitsauftrag. Die Handlung unterbricht er nur für eine kurze Zigarettenpause. Im Bereich der geteilten Aufmerksamkeit weißt Herr Bauer Defizite auf. Wird er im Arbeitsprozess von einem anderen Teilnehmer angesprochen muss er seine eigene Handlung kurz unterbrechen. Die Selektive Aufmerksamkeit ist bei Herr Bauer ebenfalls eingeschränkt. So kann er sich beim Anamnesegespräch nicht auf meine Fragen konzentrieren, da er von den Gesprächen der anderen Teilnehmer abgelenkt wird.

- Gedächtnis

Herr Bauer besitzt ein gutes Langzeitgedächtnis. Im Anamnesegespräch konnte er nach spezifischer Nachfrage genaue Angaben zu seiner Lebensgeschichte machen. Auch das Kurzzeitgedächtnis von Herr Bauer ist nicht beeinträchtigt. In der Produktionsstunde beobachtete ich, dass er ihm bekannte Arbeitsschritte selbständig in einem neuen Arbeitsprozess wiederholen kann.

- Denken

Herr Bauer leidet laut Akte unter Verfolgungswahn. Er berichtet selbst das er belehrende Stimmen hört, die im sagen, dass er in die Hölle käme.

- Planen und Problemlösen

Herr Bauer kann auftretende Probleme im Arbeitsprozess selbständig lösen. Beispielsweise bemerkte er beim Bohren einer Garderobe selbständig, dass das Holz durch das Bohren mit der Bohrmaschine an den Stellen der Löcher ausriss. Er überlegte selbständig und legte sich ein zweites Brett als Unterlage auf die Bohrmaschine um das Ausreißen zu minimieren. Herr Bauer kann genügend kognitive Flexibilität aufbringen, um auch bei neuen und ihm unbekannten Arbeitsaufträgen mit Holz aus seiner Erfahrung Problemlösungsstrategien zu entwickeln und diese an zu wenden. Beispielsweise setzte er beim Leimen gezielt ausgewählte Klemmen ein, mit dem Wissen das diese besser halten.

- Ausdauer

Seine Ausdauer ist abhängig von seiner Motivation für das Werkstück. In den Klientenzentreirtenstunden arbeitet er z.B. Ausdauernd an seinem Modellbau. In der Produktionsstunde wird er meist ungeduldig und beendet Arbeitsschritte nicht sachgemäß. Beim Schleifen wird deutlich, dass er den Arbeitsschritt vorzeitig beendet obwohl das Holz noch rau ist.

- Impulskontrolle

Herr Bauer kann Handlungsimpulse nur teilweise gut kontrollieren. Beim gemeinsamen Leimen einer Holzkiste verrutschte durch den Druck der Klemmen ein bereits angeleimte Holzleiste. Durch schweres Atmen wurde deutlich, dass Herr Bauer sich darüber ärgerte, dennoch machte er im Arbeitsprozess ruhig weiter und korrigierte die Holzleiste. Andererseits wurde deutlich, dass er mit Frustration nicht gut umgehen kann als er Figuren von einer Garderobe entfernen musste und ihm dies nicht sofort gelang, schmiss er das Werkzeug laut auf den Tisch und schimpfte „kann ich nicht was anderes machen?" in diesem Moment konnte er seine Impulse nicht ausreichend kontrollieren.

3.6.3 Kommunikation und Interaktion

- Non-Verbale Kommunikation

Herr Bauers non-verbale Kommunikation ist eingeschränkt. Bei Lob des Therapeuten reagiert er meist nur mit einem Schulterzucken oder einem kleinen flüchtigen Lächeln. Seine Gesichtszüge bei Unterhaltungen mit anderen Teilnehmern sind starr und ausdruckslos. Beim Sportangebot der Tagesstruktur spielt er häufig Boule. Wenn Herr Bauer gewinnt verleiht er seiner Freunde über das Gewinnen keinen Ausdruck und verweilt in einer eingesunkenen Körperhaltung.

- Verbale Kommunikation

Im Anamnese Gespräch wird deutlich, dass es Herr Bauer schwer fällt ein interaktives Gespräch zu führen. Häufig muss die Therapeutin Fragen stellen um das Gespräch im Fluss zu halten und um von ihm Informationen zu erhalten. Mit anderen Teilnehmern der Tagesstruktur, außer mit seiner Freundin, nimmt er keine Gespräche auf. Deutlich wird dies in den Produktionsstunden, da er sich bei seiner Arbeit nicht mit anderen Teilnehmern unterhält. In der Therapie zeigt sich außerdem das es Herr Bauer schwer fällt angemessen mit einem weitern Teilnehmer zu kommunizieren. In einem gemeinsamen Arbeitsprozess mit einem Teilnehmer spricht er mit ihm im Befehlston „ gib mir den Schraubenzieher"

- Angemessenheit in Beziehungen

Herr Bauer zeigt teilweise ein introvertiertes Verhalten. Zu anderen Teilnehmern sucht er keinen Kontakt und berichtet im Gespräch auch, dass die anderen Teilnehmer nicht sein „Fall" währen. In der Walkinggruppe geht er überwiegend alleine vorne weg und zieht sich von den anderen Teilnehmern zurück. Zu seiner Freundin und zu einem männlichen Therapeuten der Tagesstruktur zeigt er ein eher extrovertiertes Verhalten. Er sucht den Kontakt zu diesem Therapeuten und drückt ihm scherzhaft mit dem Finger in seinen Bauch. Zu mir als Praktikantin, gelingt es ihm nicht eine angemessene Beziehung auf zu bauen. Mir gegenüber testet er sehr stark seine Grenzen aus indem er z.B. vorzeitig und ohne Absprache den Therapieraum verlässt.

- Nähe und Distanz

Herr Bauer hält sozialen Abstand in einer angemessenen Weise ein. Er spricht z.B. alle Therapeuten in der Einrichtung mit Sie an und hält adäquaten körperlichen Abstand.

- Einhalten von Regeln und Absprachen

Herrn Bauer fällt es z.T. schwer sich an vereinbarten Regeln und Absprachen zu halten. So musste z.b. die Leiterinder Tagesstruktur Herr Bauer erneut darauf hinweisen, dass er seine Armbänder in den Produktionsstunden ablegen soll. In der Akte wird auch beschrieben, dass er im Laufe der Zeit, in der er im Wohnheim lebt, schon mehrere Abmahnungen erhalten hat. Eine ist beispielsweise auf ein Rauchverstoß im Flur des Wohnheims zurück zu führen.

- Kritikfähigkeit und Kritisierbarkeit

Die Kritikfähigkeit von Herr Bauer ist stark eingeschränkt. Sie ist auch abhängig von welcher Person sie geäußert wird. Von dem männlichen Therapeuten der Tagesstruktur schafft er es mittlerweile nach langer Zusammenarbeit Kritik an zu nehmen. Von der weiblichen Praktikantin jedoch werden Verbesserungsvorschläge kaum umgesetzt. Deutlich wird dies, daran dass er anderes Werkzeug benutzt als es ihm von der Praktikantin vorgeschlagen wird. Als ich Herr Bauer darauf hinweise, dass er beim Aufbau eines Regals Sorgfältiger arbeiten soll, kommt es zu einem Streitgespräch.

- Kontakt und Beziehungsverhalten

Herr Bauer kann Beziehungen eingehen und diese aufrechterhalten. Ein gutes Beispiel dafür ist die Beziehung zu seiner Freundin. Mit dieser pflegt er regelmäßigen Kontakt. Auch zu seiner Mutter hat er einen engen Kontakt. Es wird deutlich, dass ihm Personen sehr vertraut sein müssen, um mit ihnen in Kontakt zu treten und Beziehungen aufrecht zu erhalten. Fremde Personen gegenüber ist er zunächst sehr zurückhaltend. An meinem ersten Praktikumstag, trat Herr Bauer nicht mit mir in Kontakt und mied Blickkontakt. Ich beobachtete das daran, dass er sich häufig bei Fragen an meinen Anleiter wendete und auf meine Fragen nur kurz und knapp antwortete.

3.7 Umweltfaktoren

3.7.1 Produkte und Technologien (e1)

- Produkte und Technologien zum persönlichen Gebrauch im täglichen Leben

Im Gespräch mit den Mitarbeitern der Tagesstruktur wird deutlich, dass Herr Bauer finanziell gut abgesichert ist.

- Produkte und Technologien zur persönlichen Mobilität drinnen und draußen

Keine Bekannt.

3.7.2 Unterstützung und Beziehungen (e3)

- Engster Familienkreis

Wie bereits beschrieben, wird Herr Bauer sehr stark von seiner Mutter umsorgt. Er berichtet beispielsweise, dass er von seiner Mutter bekocht wird und diese auch seine Wäsche für ihn macht.

- Freunde

Herr Bauer wird von seiner Freundin unterstützt. Sie besucht ihn regelmäßig und fährt beispielsweise mit ihm gemeinsam zu seiner Mutter, da er sich das alleine aufgrund seines Verfolgungswahn nicht zutraut.

- Autoritätspersonen

Herr Bauer wird von dem gesamten Team des Wohnheims und der Tagesstruktur unterstützt. Herr Bauer erhält Unterstützung in den Bereichen Selbstversorgung, beispielsweise in der Regelung von privaten Angelegenheiten. Durch die Angebote lernt er seinen Tag zu strukturieren und seine Fähigkeiten zu trainieren und zu verbessern. Durch seinen gesetzlichen Betreuer erhält er Unterstützung wenn es darum geht, beispielsweise finanzielle Entscheidungen zu treffen.

3.8 Evaluation des bisherigen Behandlungsverlaufes

Zu Beginn der Therapie habe ich selbst sehr viel Wert darauf gelegt, zunächst einmal in einen guten und angemessenen Kontakt mit Herr Bauer zu treten. Durch seine distanzierte Verhaltensweise, war mir schnell bewusst, dass gerade bei ihm eine gute und angemessene Beziehung von großer Bedeutung für eine produktive Zusammenarbeit ist. Im Laufe der Zeit wurde mir klarer, dass es viel Zeit benötigen würde um eine harmonische Zusammenarbeit mit ihm herzustellen. Herr Bauer hat Schwierigkeiten mir gegenüber respektvolle Verhaltensweisen zu zeigen und auf meine Verbesserungsvorschläge adäquat anzunehmen. Er testet sehr stark meine Anleiterqualitäten und seine Grenzen aus. Mir wurde deutlicher, dass in der gemeinsamen Arbeit mit Herr Bauer mein Fokus erst einmal auf dem Beziehungsaufbau liegen sollte. In der Therapie mit ihm ist es wichtig, eine klare Rollenverteilung zu schaffen, um genügend Respekt von Herr Bauer zu erhalten und um dann eine zielgerichtete Therapie mit ihm aufzubauen. In meiner Therapie mit Herr Bauer konnte ich allerdings auch erreichen, dass er am Vorbild einer Holzkiste die er für die Tagesstätte baute eine eigene Kiste baute. Er setzte sich somit ein eigenes Ziel und arbeitete sehr motiviert an seiner eigenen Holzkiste.

4. Ergotherapeutische Problemstellung

Nennung von zwei relevanten Betätigungsproblemen des Klienten:

4.1 Problem 1

Herr Bauer arbeitet bei der Herstellung einer Holzkiste nicht sorgfältig. Durch ungenaues Anzeichen der Maße, passen die zugesägten Holzleisten nicht auf die Grundplatte der Kiste. Aufgrund mangelhafter Genauigkeit ist das Holz nach dem Abschleifen außerdem teilweise noch rau.

- Analyse des Betätigungsproblems (Volition)

Selbstvertrauen: Herr Bauer besitzt ein ausgeprägtes Selbstvertrauen. Er zeichnet die vorgegebenen Maße an ohne diese nach dem Anzeichnen zu kontrollieren und ggf. zu korrigieren. Er vertraut seinen Fähigkeiten und seiner Erfahrung, die Maße genau genug angezeichnet zu haben. Herr Bauer überlegt sich vor Beginn der Arbeitsschritte kaum wie er plant einzelne Arbeitsschritte durchzuführen. Demensprechend beginnt er schnell mit dem Arbeitsprozess.

Selbsteinschätzung: Herr Bauer besitzt keine realistische Selbsteinschätzung. Aufgrund seiner eingeschränkten Funktionen/Fähigkeiten in der linken Hand, zeigt er Schwierigkeiten beim genauen Anzeichnen von Maßen. Trotzdem überprüft er seine Anzeichnungen nicht, um sie ggf. zu korrigieren. Er schätzt seine Defizite aufgrund seiner körperlichen Einschränkungen in der linken Hand dementsprechend nicht realistisch ein. So übernimmt er das genaue Anzeichnen der Maße selbständig, obwohl ihm dies objektiv betrachtet nicht sorgfältig gelingt und bittet andererseits beim Anziehen von Gummi-Handschuhen um Hilfestellung, da er dies nicht alleine könne.

Werte: Herr Bauer legt wenig Wert darauf, sorgfältig und genau zu arbeiten. Er äußert dies auch in dem er sagt „das ist doch nicht so wichtig das die Kiste nicht so genau geworden ist". Es zeigt sich, dass ihm die schnelle Fertigstellung, d.h. die Schnelligkeit eines Arbeitsprozesses von größerem Wert ist, als die Sorgfalt und Genauigkeit.

Verantwortung: Herr Bauer korrigiert nur nach Aufforderungen seine Arbeitsschritte/Arbeitsausführung und dementsprechend auch seine Anzeichnungen. Er bemerkt Ungenauigkeiten nicht und schätzt die Konsequenz dessen nicht ab. Er überlässt die Verantwortung seine Arbeitsschritte zu überprüfen oder zu korrigieren seinem Ergotherapeuten.

Motivation: Obwohl Herr Bauer, laut eigener Aussage, aufgrund seiner Tischler Ausbildung häufig mit Holz arbeitet, fehlt es ihm an intrinsischer Motivation, Werkstücke für die Tagesstruktur sorgfältig herzustellen und dabei exakt und genau zu arbeiten. Dies zeigt sich daran, dass er beispielsweise bei einer eigenen Holzkiste viel gründlicher Schleift als bei der Kiste für die Tagesstruktur. Grundsätzlich muss er stark für die Angebote der Tagesstruktur durch das Tokensystem extrinsisch motiviert werden. Das spiegelt sich stark in der Arbeitsqualität/Sorgfalt wieder.

- Analyse des Betätigungsproblems (Habituation)

Antrieb: Aufgrund eines verminderten Antriebs ist Herr Bauer nicht in der Lage angestrebte Ziele zu verfolgen. In den Produktionsstunden wird dies deutlich, da er kaum Leistungsbereitschaft zeigt um seine Handlungen zu verbessern. Bei der Herstellung einer zweiten Holzkiste überprüft er, ebenfalls nur nach Aufforderung, seine Anzeichnungen.

Rollen: Zum einen hat Herr Bauer in seiner Kindheit nicht gelernt Handlungen mit Sorgfalt durchzuführen und Verantwortung dafür zu übernehmen. Seine Mutter umsorgte ihn stets und nahm ihm jegliche altersentsprechende Verpflichtungen/Verantwortlichkeiten, wie beispielsweise Kochen oder Aufräumen ab. Herr Bauer ist bis heute in dieser passiven Rolle verblieben und hat nicht gelernt Sorgfältig zu arbeiten. Zum anderen verbleibt er in der Rolle des hilfebedürftigen erkrankten Menschen der nicht in der Lage ist genau anzuzeichnen. Deutlich wird dies wenn er sagt „er könne das nicht mit seiner linken Hand und seiner Erkrankung"

Psychomotorik: Herr Bauer hat durch die Operation an seiner linken Hand Einschränkungen bei feinmotorischen Tätigkeiten. Beim genauen Anzeichnen zittert seine Hand unkontrolliert, aufgrund seines Intentionstremors. Herr Bauer setzt keine Kompensationsstrategien wie Beispielsweise die Hand beim Aufzeichnen abzustützen ein, um die Anzeichnungen exakter zu machen, sondern führt die Tätigkeit „so gut wie für ihn in diesem Moment möglich" durch

Kritikfähigkeit: Durch eine gleichgültige wirkende Einstellung fällt es ihm schwer Verbesserungsvorschläge an zu nehmen und sich dadurch in seinen Handlungen zu verbessern. Außerdem fällt es ihm wegen seines Rollenbildes und seinem ausgeprägten Selbstvertrauen schwer Kritik von einer Frau anzunehmen.

- Stärken des Klienten in Bezug zum o.g. Betätigungsproblem

Da Herr Bauer eine Ausbildung zum Tischler begonnen hat und bereits viele Jahre mit Holz in der Tagesstruktur arbeitet, kann er Erfahrungen in der Arbeit mit Holz nachweisen und einbringen. Er ist in vielen Handlungsschritten wie z.B. beim Sägen ehr sicher und geschickt. Eine weitere Stärke ist, dass er im Holzbereich sehr Ausdauernd arbeitet. Er unterbricht seine Handlungen nur für eine Pause.

- Fördernde Umweltfaktoren in Bezug zum o.g. Betätigungsproblem

Die individuelle Förderung durch das Angebot und die Therapeuten der Tagesstruktur, gerade in den Produktionsstunden, wo genaues und sorgfältiges Arbeiten an Werkstücken gefragt ist, stellt ein wesentlichen Förderfaktor da. Die Therapeuten wissen dort durch jahrelange Erfahrungen wie sie Herrn Bauer für eine Handlung motivieren und ihnen hinsichtlich der persönlichen Weiterentwicklung im Bereich Holz fördern können. Außerdem ist die Tagesstruktur im Holzbereich gut ausgestattet, so dass Herr Bauer optimale Arbeitsbedingungen hat.

- Hemmende Umweltfaktoren in Bezug zum o.g. Betätigungsproblem

Keine hemmenden Umweltfaktoren in Bezug zum o.g. Betätigungsproblem zu nennen

- Prognose in Bezug zum o.g. Betätigungsproblem

Aufgrund der genannten Diagnose und dem daraus resultierenden verminderten Antrieb wird es für Herrn Bauer voraussichtlich schwierig bleiben, sich für die Verbesserung seiner Arbeitsweise zu motivieren (SR). Herr Bauer reagiert auf Anregungen und Unterstützung durch den Therapeuten entweder mit Gleichgültigkeit oder mit Impulsdurchbrüchen. Durch diese Eigenschaft fällt es ihm schwer Verbesserungsvorschläge adäquat umzusetzen (IR). Da in den Produktionsstunden viele Werkstücke für den Verkauf hergestellt werden, wird von erwartet, dass er sorgfältig und exakt arbeitet, um eine entsprechende Qualität für die Kunden zu gewährleisten (NR). Er Bauer zeigt nur ein geringes Bedürfniss seine Fähigkeiten hinsichtlich Sorgfalt und Genauigkeit zu verbessern. Er legt selbst kein Wert auf genaues und sorgfältiges Arbeiten und findet seine Werkstücke völlig ausreichend (PR).

4.2 Problem 2

Herr Bauer tritt mit anderen Teilnehmern der Tagesstruktur kaum in Kontakt. Er bittet andere Teilnehmer im Arbeitsprozess nicht um Rat oder Hilfestellung. Dadurch ist er auf die Hilfestellung des Therapeuten angewiesen und muss seine Handlungen unterbrechen, bis dieser Zeit für ihn hat. Ein flüssiger Arbeitsprozess ist dadurch behindert.

- Analyse des Betätigungsproblems (Volition)

Selbstvertrauen: Herr Bauer ist unsicher und ungeübt mit anderen Menschen, außer seiner Freundin, den Therapeuten und seiner Mutter, in Kontakt zu treten. Es fällt ihm schwer in diesem Bereich neue Erfahrungen zu machen.

Werte: Herr Bauer legt, laut eigener Aussage, keinen Wert auf weiter soziale Kontakte. Dies beschreibt er auch ganz deutlich in dem er im Anamnesegespräch sagt. „Die anderen Teilnehmer sind nicht mein Fall" und ihm reiche der enge Kontakt zu seiner Mutter und Freundin aus.

Rücksicht und Toleranz: Herr Bauer fällt es schwer einen Rücksichtsvollen und Respektvollen Umgang mit anderen Teilnehmern zu führen. Er wird schnell ungeduldig im Umgang mit anderen Teilnehmern. Dies äußert sich darin, dass er anderen Teilnehmern gegenüber sagt „gib her oder mach mal schneller"

Interesse: Herr Bauer hat wenig Interesse mit anderen Teilnehmern in Kontakt zu treten. Er beschreibt selbst, dass er sehr zufrieden mit seiner Situation sei und lieber alleine ist.

Motivation: Herr Bauer besitzt keine intrinsische Motivation mit anderen Teilnehmern in Kontakt zu treten. Nur durch extrinsische Motivation des Therapeuten gelingt es, dass Herr Bauer sich mit einem anderen Teilnehmer austauscht und bspw. mit ihnen gemeinsam an einem Holz-Werkstück arbeitet

- Analyse des Betätigungsproblems (Habituation)
Gewohnheiten: seid seiner Erkrankung ist es Herr Bauer gewohnt zurückgezogen zu leben und nur mit vereinzelten Personen in Kontakt zu treten. Er beschreibt selbst, dass er es gewohnt sei, dass viele Personen den Kontakt zu ihm abgebrochen hätten und er auch nie wieder den Kontakt zu ihnen gesucht hätten.

Rollen: Herr Bauer hat im Laufe seines Lebens die Rolle als „Einzelgänger" so verinnerlicht, dass er in dieser verblieben ist obwohl er in der Tagesstruktur genügend Möglichkeiten hat mit anderen Menschen in Kontakt zu treten und dies auch von ihm teilweise erwartet wird.

Antrieb: Herr Bauer besitzt wenig Antrieb um mit anderen Menschen in Kontakt zu treten, da dies für ihn ansträngend und lästig ist. Er legt keinen Wert darauf, da er mit seinen bestehenden sozialen Kontakten völlig zufrieden ist. Er benötigt viel Zeit für einen Vertrauensaufbau, dies kostet ihn abermals viel Kraft.

Impulskontrolle: Herr Bauer fehlt die Geduld mit andern Teilnehmern zusammen zu arbeiten und kann dadurch seine Impulse nur schwer kontrollieren. So wirft er sein Werkzeug laut auf den Tisch als sein Partner im Arbeitsprozess zum wiederholten male eine Frage stellt.

Verbale Kommunikation: Da Herr Bauer sehr ungeübt darin ist, mit anderen Teilnehmern zusammen zu arbeiten, fällt es ihm schwer angemessen mit ihnen zu Kommunizieren. Er spricht mit ihnen in einem Befehlston. Er sagt zum Beispiel selten Bitte oder Danke sondern nur „halt fest"

Angemessenheit in Beziehungen: Herr Bauer hat Schwierigkeiten sein Verhalten Menschen gegenüber zu regulieren. Er bleibt auch bei gelungen Handlungen von seinem Arbeitspartner im Befehlston.

Einhalten von Regeln und Absprachen: Obwohl zuvor der Produktionsstunde besprochen wird wer welche Aufgaben bei dem gemeinsamen Projekt übernimmt, greift Herr Bauer aus Ungeduld vorweg und übernimmt teilweise die Aufgaben seines Partners.

Kritikfähigkeit: Herr Bauer hat Schwierigkeiten Kritik von seinem Arbeitspartner anzunehmen. So bringt er häufig Gegenargumentationen und setzt seinen eigenen Willen durch.

- Stärken des Klienten in Bezug zu dem o.g. Betätigungsproblem

Herr Bauer ist durch extrinsische Motivation durch den Therapeuten in der Lage mit anderen Teilnehmern in Kontakt zu treten und mit diesen ein gemeinsames Projekt zu gestalten.

- Fördernde Umweltfaktoren im Bezug zum o.g. Betätigungsproblem

Durch die Anbindung an das Wohnheim und die Tagesstruktur hat Herr Bauer ausreichend Möglichkeiten mit den anderen Teilnehmern in Kontakt zu treten und sein Verhalten anderen Teilnehmern zu trainieren. Durch eine gezielte Intervention des Therapeuten der Tagesstruktur gelingt es das Herr Bauer sein Verhalten im Kontakt mit anderen Teilnehmern reflektiert und trainiert.

- Hemmende Umweltfaktoren im Bezug zum o.g. Betätigungsproblem:

Herr Bauer lebt wie bereits beschrieben im betreuten Wohnen welches angegliedert ist an das Wohnheim. Er hat dadurch die Möglichkeit sich aus dem Sozialen Gefüge des Wohnheims zurück zu ziehen und den Kontakt zu anderen Teilnehmern zu meiden.

- Prognose in Bezug zum o.g. Betätigungsproblem

Aufgrund seiner Erkrankung die gekennzeichnet ist von sozialem Rückzug und einer Störung des Sozialverhaltens, wird es Schwierig bleiben, Herr Bauer für einen angemessenen Kontakt mit anderen Teilnehmern zu motivieren (SR). Auf Anregungen und Unterstützung seitens des Therapeuten, kann er nur teilweise adäquat reagieren. Er benötigt viel extrinsische Motivation um sie diesem Betätigungsproblem an zu nehmen(IR). Herr Bauer zeigt nur geringe Veränderungsfähigkeit im Bezug zum oben beschriebenen Betätigungsproblem, da er sehr zufrieden mit seiner Situation ist kaum Interesse zeigt mit anderen Teilnehmern in Kontakt zu treten(KR). Da in der Tagesstruktur viel Wert auf den sozialen Kontakt der Teilnehmer untereinander gelegt wird, und dadurch auch viele Gruppenaktivitäten angeboten werden die diese Kompetenz fördern bietet die Einrichtung sehr gute Rahmenbedingungen für das Betätigungsproblem von Herrn Bauer (PR).

- <u>Formulierung und Begründung des vorliegenden Behandlungsansatzes</u>

Für meine Therapie mit Herrn Bauer wähle ich zum einen den Verhaltensorientierten Bezugsrahmen, da ich in meiner Therapie erreichen möchte, dass Herr Bauer durch gezieltes Lob und eine ganz konkrete Rückmeldung sein Verhalten gegenüber anderen Teilnehmern verbessert und somit sicherer im Umgang mit den anderen Teilnehmern der Tagesstruktur wird. Zum anderen wähle ich den Gruppenarbeits-Bezugsrahmen um ganz gezielt an den Kommunikativen Fähigkeiten von Herrn Bauer zu arbeiten und ihn darin zu motivieren den Kontakt mit anderen Teilnehmern zu suchen.

5 Ergotherapeutische Zielsetzung (siehe Tabelle im Anhang)

6 Planung der Sichtstunde

6.1 Zielsetzungen für die Sichtstunde

Betätigungsziele (SMARTI)	Funktionsziele
1. Mit verbaler Hilfestellung durch den Therapeuten achtet Herr Bauer beim Aufbauen eines Regales darauf, dass er eine Unterlage beim Aufbauen benutzt damit das Regal nicht zerkratzt.	1. Verbesserung der Sorgfalt im Arbeitsprozess, Verbesserung der Kritikfähigkeit, Verbesserung der Fähigkeit sich an Regeln und Absprachen zu halten, Verbesserung der Fähigkeit Verantwortung für den eigenen Arbeitsschritt zu übernehmen.
2. Herr Bauer bittet im Holzraum seinen Partner, mit verbaler Hilfestellung durch den Therapeuten, um Hilfestellung beim Schrauben rein drehen. Er formuliert seine Frage mit „Bitte".	2. Verbesserung der Fähigkeit mit anderen Teilnehmern in Kontakt zu treten, Verbesserung der Fähigkeit mit einem Teilnehmer in respektvoller Weise zu kommunizieren. Verbesserung des introvertierten Interaktionsverhalten. Verbesserung der Impulskontrolle, Verbesserung der kommunikativen und interaktionellen Fähigkeiten, Verbesserung der Akzeptanz und Wertschätzung anderer Teilnehmer, Verbesserung der Selbstwahrnehmung für eigene Fähigkeiten.
3. Herr Bauer übernimmt im Holzraum, durch verbale Hilfestellung von dem Therapeuten, ausschließlich die ihm zugeteilten Arbeitsschritte.	3. Verbesserung der Fähigkeit sich an Regeln und Absprachen zu halten, Verbesserung der Fähigkeit Verantwortung für den eigenen Arbeitsschritt zu übernehmen

6.2 Auswahl Aktivität / Betätigung und Art der ET-Intervention

Da das Kontaktverhalten von Herr Bauer zu anderen Klienten schon zu Beginn meines Praktikums auffällig für mich war, wähle ich das gemeinschaftliche Aufbauen eines Badezimmerregals nach Anleitung in Papierform mit einem weiteren Teilnehmer für meine Sichtstunde. Da die Sichtstunde im Rahmen der Produktionsstunde stattfinden wird, wird Herr Bauer das Regal auf Auftrag der Therapeutin für den Gebrauch der Tagesstruktur aufbauen. Durch das gemeinschaftliche Aufbauen des Regals und therapeutische Intervention, möchte ich erreichen, dass Herr Bauer sicherer im Umgang mit anderen Klienten wird und seine sozialen Kompetenzen erweitert. Des Weiteren fordert das Aufbauen eines Regals, auch Sorgfalt und Genauigkeit. Somit bietet diese Betätigung Herrn Bauer die Möglichkeit auch sein erstes beschriebenes Betätigungsproblem zu verbessern.

6.3 Zeitliche Planung / Inhaltliche Planung / Therapeutisches Verhalten / Begründung des Therapeutischen Verhaltens

Zeit	Inhalt	Therapeutisches Verhalten	Begründung des Therapeutischen Verhaltens
09:15-9:20	1. Begrüßung von Herrn Bauer und Herrn Schmitz	1. Ich nehme freundlich Kontakt zu Herrn Bauer und Herrn Schmitz auf. 2. Ich erkläre ihnen den Ablauf der Therapie und stelle meine Lehrerin vor. 3. Ich stelle meine Dozentin vor.	1. Um Herrn Bauer und Herrn Schmitz für die Therapie zu motivieren und eine angenehme Atmosphäre zu schaffen. 2. Um Transparenz zu schaffen und Struktur für die Therapie zu bieten. 3. Um alle Personen untereinander bekannt zu machen und von Beginn an eine gute und transparente Atmosphäre zu schaffen.
09:20-09:25	1. Befindlichkeitsrunde	1. Ich bitte beide Teilnehmer ihre Befindlichkeit an diesem Tag anhand einer Skala einzuschätzen. Ich frage ganz gezielt nach, wie es zur angegebenen Stimmung kommt.	1. Ich setzte ganz bewusst die Befindlichkeitsrunde am Anfang meiner Therapie ein, um einen Eindruck davon zu erhalten, wie sich die Teilnehmer fühlen. Ich frage ganz gezielt nach wie es zu der Stimmung kommt um konkret zu erfahren warum sie sich auf einen bestimmten Skalenwert einschätzen und ihre Stimmung besser einschätzen zu können.
	2. Hinweise auf Arbeitssicherheit.	2. Ich weise Herr Bauer daraufhin, dass es in seiner eigenen Verantwortung liegt, ob er während des Arbeitsprozess seine Armbänder anbehält.	2. Ich werde nicht darauf bestehen, dass Herr Bauer seine Armbänder auszieht, da ich parallel zurzeit noch sehr stark an der Beziehung zwischen mir, und Herr Bauer arbeite. Damit Herr Bauer sich zunächst auf die Stunde einlässt und nicht direkt ein Konflikt entsteht weise ich ihn darauf hin, und übergebe ihm die Verantwortung. Ich möchte damit auch seine Eigenverantwortung schulen.
09;25-09:35	1. Erklärung der Anleitung des Regals	1. Ich positioniere die Teilnehmer und mich so, dass wir alle einen guten Einblick in die Anleitung erhalten. Ich erkläre wichtige Aspekte der Anleitung und wichtige Aspekte die beim Aufbau beachtet werden müssen. Ich hebe hervor, dass beim Aufbau auf Sorgfalt, Genauigkeit und Zusammenarbeit geachtet werden soll.	1. Eine gute Positionierung beachte ich, damit jeder Teilnehmer gute und die gleichen Bedingungen hat, die Anleitung und meine Hinweise zu verstehen. Ich lege Wert darauf wichtige Aspekte der Anleitung zu verdeutlichen, um beiden Teilnehmern gute Hilfestellung für den anstehenden Arbeitsprozess zu bieten. Ich betone bewusst, dass es beim Aufbauen um Sorgfalt, Genauigkeit und Zusammenarbeit geht, um diese Aspekte den Teilnehmern zu verdeutlichen und ins Bewusstsein zu rufen.
	2. Klärung von offenen Fragen	2. Ich vergewissere mich ob die Teilnehmer alle wichtigen Punkte der Anlei-	2. Ich frage Unklarheiten ab, um mich zu vergewissern, ob die Anleitungen klar und verständlich war.

	3. Verteilung der Aufgaben	tung und meine Erklärungen verstanden haben. **3.** Ich teile den Teilnehmern eine klare Aufgabenverteilung mit und bitte sie bei verschiedenen Handlungen zusammen zu arbeiten.	**3.** Ich lege großen Wert auf eine klare Arbeitsverteilung um zum einen Struktur für die Therapie zu bieten und zum anderen meine therapeutische Rolle klar zu definieren. Herrn Bauer möchte ich dadurch zum einen Sicherheit bieten aber auch eine klare Rollenverteilung zu schaffen.
09:35- 10:05	**1.** Kontrolle, ob alle Teile des Regals vorhanden sind.	**1.** Ich bitte beide Teilnehmer zu kontrollieren, ob alle Teile für den Zusammenbau des Regals vorhanden sind und teile die hier klar zu, wer welche Teile kontrolliert.	**1.** Ich möchte, dass die Teilnehmer die Teile des Regals kontrollieren, damit sie einen Überblick erhalten, aus welchen Elementen das Regal besteht. Ich vergebe auch hier eine klare Aufgabenverteilung, damit sich Herr Schmitz dieser Situation nicht entzieht und ohne Absprache Handlungsschritte übernimmt. Ich biete für beide Teilnehmer diese Hilfestellung, da mein Fokus bei Herr Bauer zunächst darauf liegt, dass er lernt sich an getroffenen Absprachen zu halten und Rücksicht auf Herrn Schmitz nimmt, wenn auf ihn beim Kontrollieren gewartet werden muss.
	2. Strukturierung des Arbeitsplatzes	**2.** Ich bitte beide Teilnehmer ihren gemeinsamen Arbeitsplatz einzurichten und biete, wenn nötig, Hilfestellung an, damit beide Teilnehmer genügend Platz zum Arbeiten haben.	**2.** Ich lege großen Wert darauf, dass Herr Bauer seinen Arbeitsplatz so einrichtet, dass Herr Schmitz ebenfalls gute Arbeitsbedingungen hat. Ich biete, wenn nötig, verbale Hilfestellungen um die Wahrnehmung von Herrn Bauer dafür zu schulen.
	3. Aufbau des Regales	**3.** Ich bleibe zunächst kurz beim Aufbau des Regals dabei um mich zu vergewissern, dass beide Teilnehmer mit der Arbeit beginnen. Wenn ich einen positiven Eindruck von der Zusammenarbeit bekomme, suche ich mir eine eigene Arbeit. Sollte Herr Bauer mich um Hilfestellung bitten statt Herr Schmitz, werde ich auf seinen zugeteilten Arbeitspartner verweisen. Wenn ich im Arbeitsprozess positive Aspekte im Verhalten von Herr Bauer oder Herr	**3.** Ich bleibe zunächst präsent beim Aufbauen dabei, um beiden Teilnehmer Sicherheit zu bieten und mich zu vergewissern, dass beide die Aufgabenstellung verstanden haben. Ich suche mir, wenn möglich, eine eigene Arbeit um mich aus dem Geschehen zurück zu ziehen und Herrn Bauer darin zu unterstützen mit Herrn Schmitz zu kommunizieren. Ich bleibe im Raum um eventuell gezielt zu intervenieren. Ich verweise auf Herrn Bauers Arbeitspartner, wenn er mich um Hilfestellung bittet, um Herrn Bauer darin zu unterstützen Kontakt mit Herrn Schmitz auf zu nehmen. Ich werde bei positiven Verhaltensweisen Herrn Bauer direktes und konkretes Lob aussprechen, um ihm seine Handlung bewusst zu machen und ihn zu motivieren. Außerdem möchte ich damit erreichen, dass Herr Bauer lernt, Lob besser anzunehmen. Ich lobe direkt nach dem positiven Verhalten, um dies zu verdeutlichen und eine direkte Rückmeldung zu bieten. Sollte ich unan-

		Schmitz bemerke, werde ich direkt und betätigungsorientiert loben. Sollte ich einen unangemessenen Kommunikationsstil von Herr Bauer gegenüber mir oder Herrn Schmitz bemerken, werde ich dies sofortzurückmelden. Sollten einer der Teilnehmer um eine Pause bitten, werde ich diese gewähren.	gemessenes Verhalten von Herr Bauer gegenüber Herr Schmitz oder mir feststellen, werde ich auch hier direkte und klare Rückmeldung bieten. Auch bei ungenauen und unsorgfältigem Arbeiten werde ich direkt intervenieren, um Herr Bauer sein Verhalten bewusst zu machen und ihn darin zu schulen. Sollte Herr Bauer mit einem unangemessenen Verhalten auf meine Kritik reagieren, und sein Tonfall nicht mehr angemessen sein. Werde ich die Stunde abbrechen um klare Grenzen zu setzten, und meine Rolle als Therapeutin klar vertreten. In diesem Fall wäre mir eine solche Konsequenz für Herr Jacobsen wichtiger als meine geplanten Ziele, da klare Grenzen und ein respektvoller Umgang miteinander für den weiter Therapieverlauf wichtig sind. Ich gewähre beiden Teilnehmern eine Pause, da sie die Changs erhalten sollen sich kurz zu erholen und dies auch aus dem laufenden Betrieb der Tagesstruktur kennen.
	4. gemeinsamer Transport des Regals in das Bad 5. Aufräumen des Arbeitsplatzes.	4. Ich bitte beide Teilnehmer gemeinsam das aufgebaute Regal an den vorgesehenen Platz im Bad zu transportieren. 5. Ich bitte beide Teilnehmer ihren Arbeitsplatz aufzuräumen. Wenn nötig helfe ich beim Aufräumen.	4. Ich lege Wert darauf, dass Herr Bauer und Herr Schmitz das Regal gemeinsam transportieren, um Herrn Bauer noch mal die Möglichkeit zu bieten mit Herr Schmitz in einen angemessenen Kontakt zu treten. 5. Ich achte darauf, dass Herr Bauer seinen Arbeitsplatz sorgfältig aufräumt. Mir ist es wichtig das Herr Bauer dies sorgfältig und gründlich macht, um ihn auch hier noch mal hinsichtlich seines ersten beschrieben Betätigungsproblems zu schulen. Ich helfe bewusst beim Aufräumen mit da ich noch genügend Zeit für die Reflexion haben möchte, da ich hier einen besonderen Fokus drauf lege, um bei Herr Bauer eine Verhaltensänderung an zu bahnen und seine Wahrnehmung zu schulen.
10:05-10:15	1. Reflexion des Arbeitsprozess mit Befindlichkeitsskala.	1. Zu Beginn der Reflexion bitte ich beide Teilnehmer nacheinander ihre Stimmung anhand der Skala einzuschätzen. Ich frage ganz gezielt nach, warum sie ihre Stimmung einem bestimmten Skalenwert zuordnen. Ich frage sie ganz gezielt, was sie an dem gemeinsamen Ar-	1. Mit der Einschätzung anhand der Skala möchte ich herausfinden, ob sich die Stimmung während der Zusammenarbeit bei einem der Teilnehmer verändert hat, um einen Eindruck der momentanen Verfassungslage der Teilnehmer zu bekommen. Ich frage gezielt nach, damit ich die Reflexion konkret bleibt und die Teilnehmer lernen eine konkrete Rückmeldung ihrer Stimmung wieder zu geben. Durch gezielte Fragen möchte ich erreichen, dass die Teilnehmer selbst lernen den Arbeitsprozess zu reflektieren. Ich möchte damit auch erreichen, dass Herr Bauer eventuell ein konkretes

| | | beitsprozess positiv oder auch negativ fanden. Ich heben bei beiden Teilneh-mern anhand konkreter Beispiele positive Aspekte hervor. Ebenfalls werde ich für Herrn Bauer anhand einem ganz konkreter Beispiele eine konstruktive Kritik bzw. eine negative Verhaltensweise beschrei-ben. Ich werde eine eigene Einschätzung des Stun-denverlaufs bieten. | Feedback von seinen Arbeitspartner erhält und somit besser verinnerlicht. Ich werden für positive Aspekte und auch negative Aspekte ganz konkrete Beispiele nennen, um das Feedback für Herr Bauer möglichst deutlich zu gestalten. Positive Aspekte nennen ich ganz bewusst zu Beginn der Reflexion um Herrn Bauer für die Zusammenarbeit mit anderen Klienten zu moti-vieren. Außerdem habe Ich bereits die Erfahrung ge-macht, dass es mit Herr Bauer nach negativer Kritik zu einem Streitgespräch kommen kann und er somit die positive Argumente nicht mehr wahrnimmt. Ich gebe eine eigene Einschätzung der Stunde ab, um auch hier meine Therapeutenrolle zu verdeutlichen und einen guten Abschluss der Therapie zu schaffen. |
| 2. Verab-schiedung | | 2. Ich verabschiede mich bei den zwei Teilnehmern und bedanke mich für die Zusammenarbeit. | 2. Ich Verabschiede mich bei den Teilnehmern und bedanke mich, um die Stunde abzuschließen. |

6.4 Sozialform / Methode / Medium

Für die Therapie mit Herrn Bauer wähle ich eine Partnerarbeit aus. Ich habe diese Sozial-form bewusst gewählt, da Herr Bauer dadurch die Möglichkeit bekommt, im Rahmen meiner Therapie, mit einem anderen Teilnehmer der Tagesstruktur in Kontakt zu treten und sein Beziehungsverhalten zu verbessern. Als Medium wähle ich zum einen den gemeinsamen Aufbau eines Regals, da hierbei beide Teilnehmer zusammenarbeiten müssen um sich ge-genseitig Hilfestellung zu geben. Zum anderen ist beim Aufbauen eines Regals ein sorgfälti-ger Umgang mit dem Arbeitsmaterial gefragt. Somit nehme ich Bezug zu meinem ersten be-schriebenen Betätigungsproblem. Als weiteres Medium verwende ich eine Stimmungs-Skala, die beiden Teilnehmer aus dem laufenden Betreb der Tagesstruktur vertraut ist. Für meine Therapie wähle ich die interaktionelle Methode, da mein Fokus auf der Zusammenarbeit und Interaktion beider Teilnehmer liegt. Ich möchte erreichen, dass Herr Bauer seine sozio-emotionalen Fähigkeiten verbessert.

6.5 Material / Werkzeug / Hilfsmittel

Für die Sichtstunde benötige ich folgende Materialien/Werkzeuge/Hilfsmittel

Materialien: Regal

Werkzeuge: Schere, Imbusschlüssel, Schrauben

Hilfsmittel: Mülleimer, Pappe zum Unterlegen, Stimmungsskala,

Klämmerchen für Stimmungsskala, Holzwerkbank als Arbeitsplatz, Stühle,

Aufbauanleitung

6.6 Arbeitsplatzgestaltung

Die Therapieeinheit mit Herr Bauer wird im Holzraum der Tagesstruktur stattfinden. Ich halte diesen Raum für einen geeigneten Ort, um mit Herrn Bauer und Herr Schmitz die Therapie durchzuführen, da es sich beim Aufbauen eines Regals auch um Arbeit mit Holz handelt und beide Klienten regelmäßig im Holzraum Aufgaben übernehmen. Bevor die Therapie beginnt werde ich darauf achten, dass gute Luftverhältnisse im Holzraum herrschen. Wenn nötig werde ich vor der Therapie oder ggf. zwischendurch lüften. Außerdem werde ich vor Beginn der Therapie darauf achten, dass gute Lichtverhältnisse vorherrschen, in dem ich das Licht einschalte Auch Stolpergefahren, wie herumliegende Gegenstände, werde ich vorab weg-räumen um Herrn Bauer und Herrn Schmitz nicht zu gefährden. Die Stühle im Werkraum werde ich etwas zur Seite stellen, um den Arbeitsplatz von der Schmitz und Herr Wagner nicht zu behindern. Ich werde sie aber dennoch im Raum lassen, um wenn nötig eine Sitzge-legenheit anbieten zu können. Meine Dozentin und mein Anleiter werde ich bitten sich mit etwas Abstand an die Seite des Raumes zu setzten, damit sie alles gut beobachten können, aber Herrn Bauer und Herrn Schmitz auch nicht zu sehr irritieren. Vor der Sichtstunde werde ich ein Schild an die Türe hängen, damit Herr Bauer und Herr Wagner ungestört arbeiten können. (siehe Skizze im Anhang).

7. Vorschläge für weiteres ergotherapeutisches Vorgehen

Mit Herr Bauer sollte, meines Erachtens, weiter daran gearbeitet werden, dass er sein Kontakt- und Beziehungsverhalten durch gezielte Interventionen z.b. mittels einer Partnerarbeit verbessert. Gerade Herr Bauers Kontaktverhalten zu anderen Teilnehmern und den Therapeuten stellt bei ihm, ein Betätigungsproblem dar, wodurch er immer wieder in Konflikte gerät. Um Herrn Bauer Sicherheit und klare Strukturen zu bieten, müssen die behandelnden Therapeuten ganz klare Grenzen setzten. Ein wichtiger Bestandteil der Therapie mit Herrn Bauer ist die Reflexion seines Verhaltens gegenüber anderen Teilnehmern und den Therapeuten. Nur durch die Anleitung zur Selbstreflexion und Selbstwahrnehmung kann er ein angemessenes Verhalten erlernen. Ebenso halte ich es für sinnvoll mit Herrn Bauer an der Eigenverantwortlichkeit und Sorgfalt in Arbeitsprozessen zu arbeiten, indem er therapeutisch begleitet wird. Ich halte es für Sinnvoll gerade die Sorgfältigkeit und Eigenverantwortlichkeit, weiterhin mit der Holzarbeit zu verbinden. Der Holzbereich liegt ihm und Motiviert ihn für die Therapie. Da bei Herr Bauer auch die Selbständigkeit eingeschränkt ist würde ich empfehlen auch die Mutter von Herrn Bauer mit in die Therapie miteinzubeziehen. Durch eine gezielte Beratung, kann die Mutter lernen wie sie ihren Sohn darin unterstützen kann Selbständiger zu werden. Es sollte weiterhin mit Herr Bauer an seiner eigenen Zielsetzung gearbeitet werden. Es wäre wünschenswert wenn er seine Interessen erweitert, um sein Handlungsspektrum zu verbessern.

Anhang I (Tabelle: Ergotherapeutische Zielsetzung)

Richt-Rehaziel	Grobziele	Feinziele
In zwei Jahren füllt Herr Bauer seine Rolle als Teilnehmer der Tagesstruktur gemäß den festgelegten Regeln der Tagesstruktur aus.*	Nach 15 TE tritt Herr Bauer eigenständig mit einem Klienten seiner Wahl, während der Produktionsstunde in Kontakt und bittet diesen um Hilfestellung für die Herstellung einer Gerderobe.	Herr Bauer bittet nach vier TE und nach verbaler Aufforderung durch den Therapeuten in der Produktionsstunde der Tagesstruktur seinen Arbeitspartner ihm beim Hineindrehen von Schrauben zu helfen, in dem er die Holzarbeit fixiert.
		Herr Bauer erklärt nach fünf TE und nach verbaler Aufforderung durch den Therapeuten in der Produktionsstunde der Tagesstruktur seinem Arbeitspartner wie die Zwingen zum Leimen benutzt werden.
		Herr Bauer sagt, nach verbaler Aufforderung durch den Therapeuten, in der Produktionsstunde der Tagesstruktur zu seinem Arbeitspartner nachdem dieser ihm ein Werkzeug anreicht hat „Danke".
	Nach 12 TE lasiert Herr Bauer in der Produktionsstunde selbstständig eine ihm zugeteilte Holzkiste im Holzraum der Tagesstruktur. Der Farbauftrag ist dabei gleichmäßig.	Herr Bauer nimmt nach vier TE und nach verbaler Hilfestellung durch die Therapeuten, überschüssige Lasur mit einem Pinsel auf und verteilt diese, so dass ein Gleichmäßiger Farbauftrag entsteht.
		Herr Bauer stellt nach vier TE und nach verbaler Hilfestellung durch den Therapeuten die lasierte Holzkiste vorsichtig auf dem Nagelbrett ab, so dass die Lasur nicht von den Nägeln zerkratzt wird.
1. Angemessener Arbeitseinsatz		Herr Bauer benutzt nach vier TE und nach verbaler Hilfestellung des Therapeuten beim Lasieren einen breiten sauberen Pinsel und trägt die Lasur so auf, dass sie gleichmäßig ist.
2. freundlicher und wohlwollender Umgang mit anderen Klienten und Mitarbeitern	Nach 20 TE nimmt Herr Bauer verbale Kritik durch die Therapeutin an, indem er seine Handlung, entsprechend den Vorgaben, anpasst.	Herr Bauer schließt nach zehn TE ein Reflexionsgespräch, bei dem er Verbesserungsvorschläge durch den Therapeuten erfährt, mit den Worten „Auf Wiedersehen" ab. ohne mit der Therapeuten über die Verbesserungsvorschläge zu diskutieren.
		Herr Bauer nimmt nach acht TE der Produktionsstunden, den verbalen Verbesserungsvorschlag durch die Therapeutin, ein anderes Werkzeug für den Arbeitsschritt zu nutzen, an und wechselt das Werkzeug.
		Herr Bauer nimmt nach vier TE verbale Kritik durch den Therapeuten innerhalb der Produktionsstunden an, in dem er das Holz so bearbeitet, dass es nicht mit seinem Werkzeug zerkratzt.

*Leitlinien der Tagesstruktur:

Betätigungsziele werden nach SMARTI formuliert. Zeitangaben in Jahre/Monate/Wochen/Tage oder Therapieeinheiten (TE)

Seite 30

Anhang II (Skizze Arbeitsplatz)

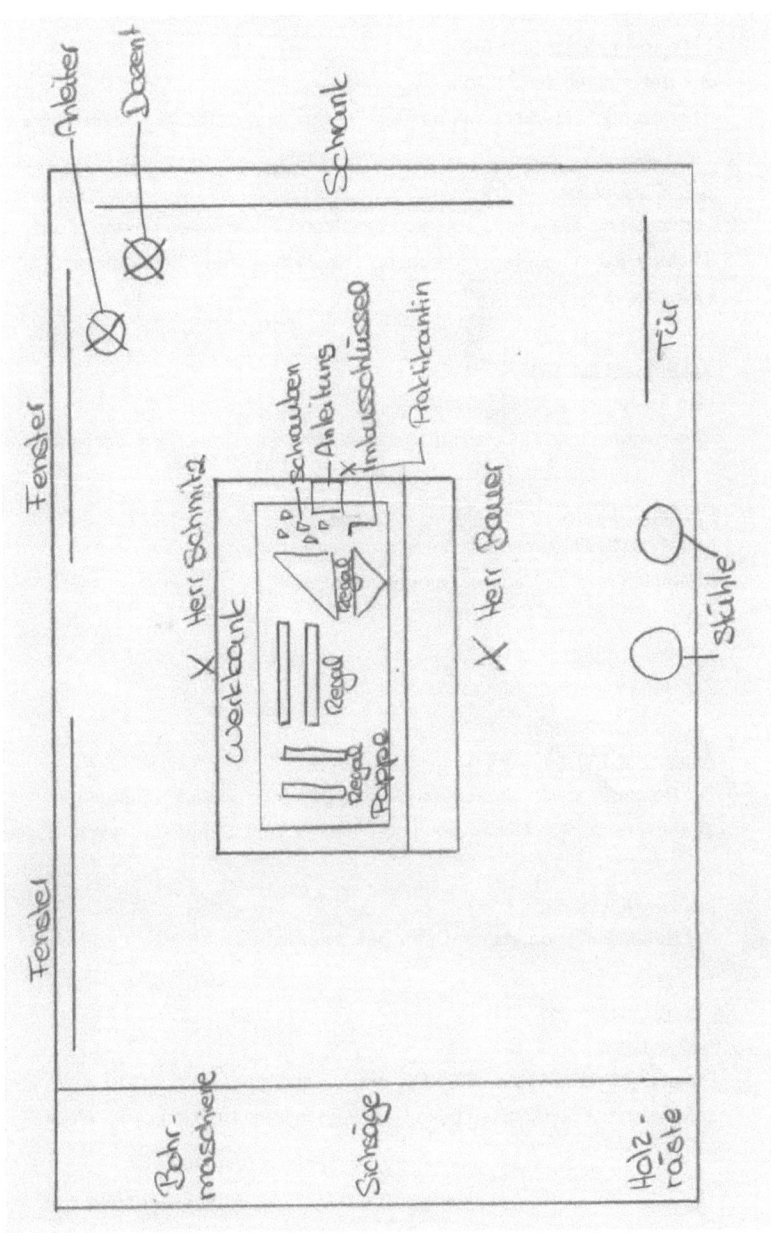

Anhang III (Medikation)

- <u>L-Thyroxin 25 mg</u>   **1-0-0**
  Zur Behandlung der Schilddrüse.
  Therapierelevante Nebenwirkungen: Tremor, innere Unruhe, Kopfschmerzen.

- <u>Lamictal 100 mg</u>   **1-0-1**
  verhindert die krankhafte erhöhte Freisetzung von erregten Botenstoffen.
  Therapierelevante Nebenwirkungen: Kopfschmerzen, Schwindelgefühl, Müdigkeit, Ruhelosigkeit.

- <u>Valproat ret 600 mg</u>   **1-1-1**
  wird als Antileptikum eingesetzt.
  Therapierelevante Nebenwirkungen: Schläfrigkeit, Tremor, Parästhesien

- <u>Clozapin 100 mg</u>   **1-1-1**
  mittelpotentes Neuroleptika bei Schizoprenie,
  Therapierelevante Nebenwirkungen: Müdigkeit

- <u>Bisoprolol 5 mg</u>   **1-0-1**
  Zur Behandlung von Bluthochdruck.

- <u>Amisulprid 100 mg</u>   **1-0-1**
  Zur Behandlung von akuten und chronischen schizophrenen Störungen.
  Therapierelevanten Nebenwirkungen: Schläfrigkeit, Schwindel, Angst, Übelkeit,

- <u>Gastrozepin 50 mg</u>   **1-0-1**
  Zur Behandlung von Magen-Darm-Beschwerden

<u>Bedafsmedikation:</u>
- Promethazin bei Ängsten,25-50mg,max 100mg/d
- Lorazipam nur bei Ängsten beim Bus/Bahn fahren, 1 mg max.1mg/Woche

Anhang IV (Literaturverzeichnis)

Aldenhoff, Josef
Psychiatrische Therapie. Stuttgart 2007, Schattauer Verlag für Medizin und Naturwissenschaften GmbH.

Deister, Arno; Laux, Gerd; Möller, Hans-Jürgen
Psychiatrie und Psychotherapieflege. 3. Aufl., Stuttgart 2005, Georg Thieme Verlag KG.

DIMDI Deutsches Institut für Medizinische Dokumentation und Information (Internet):
https://www.dimdi.de/static/de/klassi/icd-10-gm/kodesuche/onlinefassungen/htmlsgbv/index.htm?gf10.htm. Zugegriffen September 2016.

Gastpar, Markus; Kasper, Siegfried; Linden, Michael
Psychiatrie und Psychotherapielege. 2. Aufl., Wien 2003, Springer-Verlag.

Geißner, Ursula; Gümmer, Martina; Kellnhauser, Edith; Schewior-Popp, Susanne; Sitzmann, Franz; Ullrich, Lothar
Pflege – Professionalität erleben. 10. Aufl., Stuttgart 2004, Georg Thieme Verlag KG.

Kapfhammer, Hans-Peter; Laux, Gerd; Möller, Hans-Jürgen
Psychiatrie, Psychosomatik, Psychotherapie – Band 2 Spezielle Psychiatrie. 4. Aufl., Berlin 2011, Springer-Verlag GmbH.

Lincoln, Tania
Kognitive Verhaltenstherapie der Schizophrenie – Ein individuenzentrierter Ansatz. 2. Aufl., Göttingen 2014, Hogrefe Verlag GmbH & Co. KG.

Robert Koch-Institut (Hrsg.)
Gesundheitsberichterstattung des Bundes – Heft 50 Schizophrenie. Berlin 2010, Statistischen Bundesamt.

Volz, Anjy; Wunn, Eva
Basics – Psychiatrie. 2. Aufl., München 2012, Urban & Fischer Verlag GmbH.

von Sanden, Saskia
Endspurt Klinik Skript 14 – Psychiatrie, Psychosomatik. Stuttgart 2013, Georg Thieme Verlag KG.

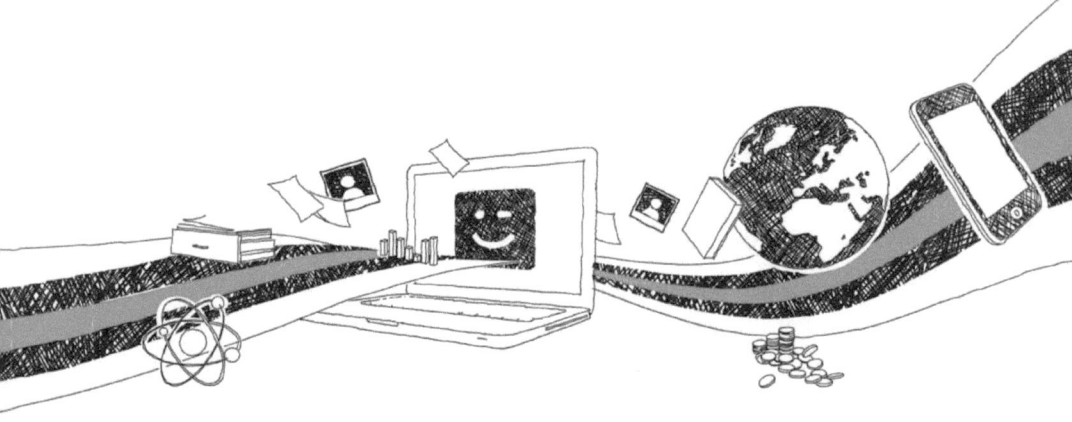
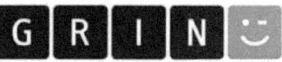